Duplat
Traitement
homœopathique
du choléra.
L. 1849.

TRAITEMENT HOMOEOPATHIQUE

PRÉSERVATIF ET CURATIF

DU CHOLÉRA ÉPIDÉMIQUE.

Lyon.—Imp. Dumoulin et Ronet, rue St-Côme, 6.

TRAITEMENT HOMOEOPATHIQUE

PRÉSERVATIF ET CURATIF

DU CHOLÉRA ÉPIDÉMIQUE,

SUIVI DE SUCCÈS
DANS LES TROIS ÉPIDÉMIES DE MARSEILLE.

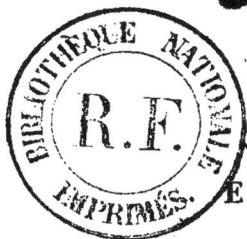

INSTRUCTION POPULAIRE

POUR SERVIR DE GUIDE
EN L'ABSENCE DU MÉDECIN,

ET LES PIÈCES JUSTIFICATIVES,

par

LE Dr DUPLAT.

Prix : 1 fr. 25 c.

LYON.

IMPRIMERIE DE DUMOULIN ET RONET,
Rue St-Côme, 6, au 1er étage.

1849.

TRAITEMENT HOMOEOPATHIQUE

PRÉSERVATIF ET CURATIF

DU CHOLÉRA ÉPIDÉMIQUE.

Le médecin, qui a vu et traité le choléra asiatique sous toutes ses formes, est-il à même d'en parler, de publier ce qu'il en sait et d'offrir au public le fruit de son savoir et de son expérience?

Le choléra de l'Inde est sans doute une maladie extrêmement grave, qui, par son nom seul, porte l'épouvante chez toutes les nations et dispose à la fuite aussitôt son apparition dans une localité, exemples : Marseille, Toulon et plusieurs villes de l'Italie, Gênes surtout.

Les gens de l'art doivent donc redoubler de zèle, de courage et d'études pour rassurer les populations qui, dorénavant, peuvent être atteintes ou menacées de ce fléau, en leur montrant les moyens de s'en préserver et de le guérir. Déjà, l'habitude de le voir, de le combattre, surtout de ne point le craindre a fait découvrir des *remèdes spécifiques*, qui ont amené des résultats si satisfaisants et si extraordinairés, qu'un médecin manquerait à son devoir d'humanité s'il ne s'empressait de leur donner toute la publicité possible.

La première chose à connaître et que l'homme demande au médecin, la voici : Avez-vous un remède contre le choléra? On doit répondre sans hésiter : Oui. La médecine a découvert des moyens *simples* et *sûrs* pour prévenir l'influence cholérique qui menace d'une manière incessante notre santé et la trouble à la moindre circonstance, puisque le plus petit écart de régime, ou la moindre émotion, sont capables de faire éclater les symptômes de cette maladie.

Voici ce que l'expérience de *deux années* de traitement de cette maladie m'a enseigné : Le choléra asiatique se développe sous plusieurs formes différentes : la première se nomme *cholérine* ou demi-choléra ; cette espèce atteint habituellement un grand nombre de personnes, à divers degrés d'intensité, mais quelquefois avec tant de violence, que dans quelques jours elles tombent dans l'épuisement et meurent si elles ne sont pas secourues.

Symptômes caractéristiques de la cholérine.

Bruit, borborygmes, grouillement dans le ventre, selles diarrhéiques fréquentes, aqueuses, avec grande faiblesse, langue visqueuse, soif, aspect maladif, couleur terne du visage, tête embarrassée, vertiges, les yeux battus et cernés de noir ; il s'y joint le plus souvent une pression comme un poids sur la région de l'estomac, surtout après avoir mangé. La guérison de cette espèce est facile et prompte : prenez *acide phosphorique*, troisième dilution, de deux à six globules, toutes les cinq ou dix minutes, buvez de l'eau bien froide en petite quantité à la fois. On pourra également prendre des demi-lavements d'eau froide, plusieurs par jour. Ces moyens simples amènent ordinairement une prompte guérison ; on doit s'abstenir de tout ce qui pourrait nuire à l'action du spécifique indiqué, On évitera l'usage des fruits et toute espèce de crudité pour ne pas rechuter.

Si, à ces symptômes que je viens d'énumérer dans la cholérine, apparaissaient aussi envies de vomir et vomissements et que le remède indiqué ne suffît pas pour couper court à la maladie, on prendra : *veratrum album,* deux à trois globules, neuvième ou douzième dilution. Ce médicament est caractéristique des symptômes suivants : lorsqu'à la diarrhée et au froid des membres se joignent : vertiges, maux de cœur, douleurs d'estomac, soif extrême pour l'eau froide, coliques, froid de tout le corps, langue froide, vomissements très-fréquents ainsi que les déjections, angoisse extrême, quelquefois gissement calme, respiration insensible, mort apparente, le plus souvent le malade s'agite et se roule dans son lit, il devient cyanosé (bleuissement violacé, noir des ongles), face hippocratique, crampes, raideur des membres, voix creuse, angoissée, sourde, prête à s'éteindre, pouls très-petit, quelquefois insensible, suppression complète des urines. Il suffit le plus souvent d'une faible dose de *vera_trum* pour dissiper rapidement tous ces symptômes ; ce puissant remède est reconnu par le plus grand nombre des médecins qui pratiquent la nouvelle médecine, comme le meilleur *spécifique* du choléra où ces symptômes sont représentés. Les *observations nombreuses* prouveront la supériorité de ce médicament sur tous les autres employés jusqu'à ce jour. En effet, c'est celui qui a guéri le plus grand nombre de malades. Voici la manière d'en faire usage : On place sur la langue du malade *deux* à *six* globules, puis on en jette autant dans une verrée d'eau que l'on fait prendre au malade par cuillerée à bouche tous les quarts-d'heure, toutes les demi-heure ou toutes les heures, jusqu'à amélioration ; celle-ci arrivée, on doit éloigner les doses et enfin les cesser.

Pendant l'administration de ce médicament, on aura soin de ne pas trop couvrir le malade et de lui donner de petits morceaux de glace pour étancher sa soif ; et à défaut de glace, de l'eau fraîche en petite quantité, seulement par cuillerées. Ordinairement par ce traitement le sommeil arrive et le malade est sauvé.

Parfois, les premiers ressentiments de la maladie consistent en des accès de *fièvre* suivis de *froid général* et soif, accompagnés de douleurs tiraillantes et déchirantes des membres, avec léger engourdissement; en même temps la tête est lourde, embarrassée, vertigineuse, dans une sorte d'état presque apoplectique; les malades perdent alors toute espèce de connaissance, le pouls devient plein, la *respiration difficile*, et ils mourraient bientôt s'ils n'étaient promptement secourus. Cet état cède facilement à l'*esprit de camphre* à la dose d'*une goutte à deux*, répétée toutes les dix ou quinze minutes, et plus souvent, dans une cuillérée d'eau; on l'emploie aussi en *frictions* sur les membres inférieurs. Le malade sera alors placé dans une couverture de laine, une douce transpiration s'établit et le malade ne tarde pas à guérir. L'expérience que j'ai acquise des bons effets de ce remède, est de nouveau confirmée par le grand usage qu'on vient d'en faire dans les dernières épidémies de *Marseille*, de *Toulon* et d'*Alger*. Mais s'il arrivait que l'*alcool camphré* n'améliorât pas promptement l'état du malade, on aura recours au *veratrum*. Si, aux symptômes indiqués, il y a des *secousses convulsives* des membres, des *crampes* dans les *extrémités*, qui font pousser des cris de douleur aux malades, on donnera avec le plus grand succès le *cuprum aceticum*, *deux globules* troisième dilution, répétés au besoin d'heure en heure, le plus ordinairement une seule dose suffit pour guérir les crampes.

Enfin, il peut arriver que le médecin soit appelé lorsque le malade tombe en *asphyxie*, alors il faut bien se garder de le croire mort, lors même qu'il en offrirait les apparences. On lui administrera du *carbo vegetabilis* 12° dilut., *deux* à *quatre* globules, répétés au besoin, et on le frottera en même temps partout le corps avec de gros morceaux de glace.

Le *carbo végétab.* est encore utile et indispensable s'il existe dans la poitrine et dans l'estomac une douleur *brûlante* jointe à une *pression*.

Je donne ici les *principaux* remèdes qui réussissent le plus ordinairement et que tout le monde peut aisément se procurer et s'administrer en attendant la visite du médecin. Ces médicaments *curatifs* sont aussi de puissants *préservatifs*, que je dois déclarer avoir employés dans les grandes épidémies où je me suis trouvé. *Tous ceux qui en ont fait usage, se sont préservés du choléra..*

Moyens préservatifs.

Aussitôt que le choléra-morbus s'approche d'une ville, on commence à en ressentir plus ou moins l'influence, et alors on fera bien de faire usage des

remèdes *préservatifs* que l'expérience a constatés sur
des *milliers* de sujets. Ne vaut-il pas mieux avoir à
prévenir la maladie que d'avoir à la combattre :
ainsi pour y arriver *sûrement*, je conseille de prendre tous les *trois jours* du *veratrum album* 4e dilution à la dose de *deux à quatre globules* jusqu'à *une
goutte* alternée avec *cuprum*, 30e dilution *deux à
quatre* globules. Les doses varieront suivant l'âge
et la force de l'individu. Demi-heure après on
prendra un bouillon ; on *continuera* ainsi pendant
toute la durée de l'épidémie. J'indique donc à tous
ceux qui veulent se soustraire aux attaques du choléra, de recourir à ces *préservatifs* toutes les fois
que le fléau aura pénétré dans leur voisinage.

On doit ajouter à ces *préservatifs* une grande propreté dans les appartements qui doivent être ven-
tilés très-souvent ; les soins personnels ne sont pas
moins nécessaires, ainsi la peau doit être dans un
état constant de propreté, afin que ses fonctions
se fassent régulièrement; une ablution tous les deux
ou trois jours faite le soir sur tout le corps, avec
une éponge imbibée d'eau froide et d'eau-de-vie
dispose favorablement la peau ; elle maintient à la
surface du corps, une chaleur normale continuelle
propre à augmenter la résistance qu'il est utile
que l'organisme oppose aux influences de l'épidémie, surtout la nuit. On se garantira des brus-
ques variations de la température, et surtout de
la fraîcheur des nuits; on se vêtira plus chaudement,

qu'on ne le fait habituellement, dans la même saison, et l'on fera chaque jour un exercice modéré au grand air, pour s'accoutumer aux influences atmosphériques ; éviter avec le plus grand soin les *écarts de régime*, ne faire excès d'aucun genre et surtout ne pas surcharger l'estomac, afin que les fonctions digestives se fassent plus facilement. Les veilles prolongées, la fatigue corporelle doivent être évitées ; s'abstenir de tout ce qui pourrait refroidir l'estomac, les personnes qui ont l'habitude du vin, en quantité modérée, du café, du thé n'en cesseront pas l'usage, car elles ne digéreraient plus si bien et seraient plus exposées à la maladie ; en un mot, vivre sobrement.

Première observation.

Le nommé Antonio Rivera, espagnol, âgé de 24 ans, marin, tempérament sanguin nerveux ; atteint depuis huit jours d'une forte diarrhée, pendant qu'il était dans le port de Marseille sur un bâtiment chargé de coton, dans la nuit du 16 au 17 juillet 1836, les déjections deviennent fréquentes et plus abondantes, elles sont accompagnées de violentes coliques, et de vomissements d'une eau blanche comme de l'eau de riz, il y avait des substances alimentaires indigérées, cet état était suivi de crampes dans les doigts, dans les cuisses, les jambes et les pieds, avec froid général, soif inextinguible pour les boissons fraîches ; la langue était froide dans toute son étendue, les yeux excavés et entourés d'un cercle noir, la voix aphonique (éteinte), la face froide, le nez effilé, le ventre douloureux et rétracté, suppression complète des urines (pendant trois jours), pouls à peine sensible, petit, filiforme. Le malade éprouvait des vertiges et une pesanteur de tête, accompagnée de bourdonnements et bruissements dans les oreilles; la peau des mains était sèche (parcheminée) et insensible au pincement.

Appelé pour le secourir le 17 juillet à 5 heures du matin, je lui donnai le *veratrum album*, *quatre globules* placés sur sa langue, je fis dissoudre le même remède dose égale dans une demi-verrée d'eau pour être pris par cuillerée à bouche toutes les demi-heures, eau glacée pour boisson. La diarrhée a cessé promptement; les vomissements ont été plus rares et ont changé de nature, ils sont devenus jaunes, verts et tout-à-fait bilieux, puis ils ont disparu sans retour. L'amélioration s'est prononcée en quelques heures ; pendant que la réaction s'établissait, les crampes redoublaient d'intensité, au point de faire crier le malade ; c'est alors que je lui administrai le *caprum aceticum* à la dose de *deux* globules dans un demi-verre d'eau, à prendre une cuillerée à bouche toutes les heures. Le malade n'avait pas pris quatre cuillerées, que les crampes ont cessé. La réaction marchait toujours

et une congestion dans la poitrine avec point douloureux dans le côté droit à la base du poumon qui
oppressaient le sujet : dix sangsues appliquées sur
cette partie et l'ayant dégorgée suffisamment ont
amené une résolution favorable et prompte, à la
satisfaction générale de tous les assistants qui
étaient en grand nombre et parmi lesquels se trou-
vaient MM. les docteurs Sollier, Auber, Roubeau
et M. Vidal, armateur, tous demeurant à Marseille.

Deuxième observation.

La première malade, appartenant au bureau de
secours que j'eus à traiter, fut la nommée Bostang
Rosina, âgée de 39 ans, demeurant rue Myrel,
n° 45 ; je fus accompagné par MM. Ranguis et Pas-
chal, élèves en médecine ; nous la trouvâmes dans
l'état suivant : dans la période algide depuis vingt-
quatre heures , vomissements , diarrhée très-fré-
quente, aqueuse et blanche comme de l'eau de riz,
froid glacial, évanouissement le 6 mars , second
jour de la maladie; tête lourde, vertige, yeux caves,
ternes, visage froid, glacé, hippocratique, nez très-
effilé, langue froide et recouverte d'un enduit vis-
queux, voix sépulcrale, grande disposition au
silence ; soif extrême pour les boissons froides,
grande faiblesse, coliques violentes, précédant
les évacuations alvines involontaires ; sentiment
d'ardeur dans le ventre et dans l'estomac, les uri-

nes supprimées depuis vingt-quatre heures ; crampes dans les jambes, dans les mains, augmentées
et provoquées par les moindres mouvements,
agitation, insomnie.

Traitement : à sept heures du soir, je donnai à
cette malade, en présence des deux élèves ci-dessus
nommés, *cinq globules* de *veratrum* 12ᵉ dilution, et
nous attendîmes l'effet de ce puissant remède ; *un
quart d'heure* après l'ingestion, la réaction s'opé-
ra, la chaleur s'établit généralement et insensible-
ment, au point que le lendemain matin je lui trouvai une douce moiteur ; je fis administrer de temps
en temps quelques morceaux de glace pour trom-
per la soif; l'élève Ranguis, de garde au bureau,
vint la voir et lui fit prendre une fois seulement
deux globules du même médicament; il le fit d'a-
près ma recommandation.

Le 7, troisième jour, la chaleur tendait à disparaître de nouveau, la peau devenait froide surtout aux extrémités, je donnai trois gouttes d'alcool
camphré dans une cuillerée à bouche d'eau ; un
moment après la chaleur générale s'établit et dura.
Le 8, quatrième jour de la maladie une douleur
pongitive au côté gauche de la poitrine, suffocation imminente, danger de mort, face rouge, tête
lourde ; je fis appliquer sur le point douloureux
dix sangsues qui soulagèrent immédiatement,
mais ne guérirent pas; je combattis cette forte
congestion sanguine par aconit, bryone et char-

bon végétal. Sans l'aide de tous ces moyens je perdais infailliblement ma malade. Le 9, cinquième jour de la maladie elle s'endormit pour la première fois, et elle entra en convalescence qui ne se démentit pas.

Troisième observation.

Appelé auprès de la femme Pelonie Rousse, âgée de 50 ans, demeurant rue de la Belle-Marinière, quartier des Grands-Carmes, accompagné auprès d'elle par M. Pascal, élève en médecine, nous la trouvâmes dans l'état suivant : lourdeur de la tête, face froide, né glacé, froid général, douleur violente au creux de l'estomac, vomissements, diarrhée involontaire, aqueuse et fréquente, crampes très-fortes dans les deux jambes et les doigts; grande soif, c'était le début de la maladie. Je lui donnai le 8 mars, alcool camphré, trois gouttes dans une cuillerée d'eau ; au bout d'une demi-heure, la chaleur a reparu ; eau très-froide pour boisson prise par cuillerées, de cinq en cinq minutes. Le 9, la *diarrhée* continue ainsi que les *crampes*; j'administre *veratrum* 12, *quatre globules* en *une seule* dose à *midi*, suppression de la diarrhée et diminution des crampes; le lendemain 10, je donnai *cuprum* 9e, *deux globules*; le soir les crampes cessèrent tout-à-fait, la malade entra en convalescence; le 11, bouillon léger.

Quatrième observation.

Le sieur Joseph Perotti dit Perotto, piémontais, âgé de 25 ans, demeurant rue de la Couronne, n° 4 à Marseille, fut atteint du choléra asiatique le 15 juillet 1835, au plus fort de l'épidémie. Arrivé près de lui à dix heures du soir, je le trouvai dans l'état ci-après: tête très-douloureuse, vertiges, soif inextinguible, vomissements et diarrhée d'une eau blanche, froid glacial dans les membres supérieurs avec cyanose (c'est-à-dire bleus), langue froide, voix éteinte, absence complète du pouls, raideur convulsive des membres, crampes dans toutes les extrémités, angoisse, suffocation, yeux caves et ternes, grande douleur à l'épigastre, suppression des urines, agitation de tout le corps.

Traitement : veratrum 12e, quatre globules placés sur la langue, eau glacée pour boisson, frictions sèches sur la partie interne des bras qui étaient violacés; un quart d'heure après l'ingestion du remède, l'agitation a cessé; *six globules* du même médicament ont été dissous dans un demi-verre d'eau et administrés par cuillerées à bouche toutes les demi-heures. Le lendemain à cinq heures du matin, je retournai voir le malade; la tête était libre, la voix plus sonore, la soif moins grande, les vomissements et les selles supprimées, le pouls se faisait sentir et le malade avait dormi; à sept

heures du matin, l'amélioration allait croissant;
la réaction était peu prononcée, cependant il se
plaignait de pesanteur à la tête, pour lequel symptôme je donnai le charbon végétal, deux globules
30°; la nuit fut bonne; le 17 au matin, langue
rouge, sèche, soif, points douloureux sur les côtés
de la poitrine, région de l'estomac très-sensible et
douloureuse; retour des selles diarrhéïques, pouls
fréquent et élevé, oppression (forte réaction);
application de *dix sangsues* sur l'épigastre, aconit
et bryone donnés ensuite ont produit merveille;
le 20 l'amélioration se soutient et le malade entre
en convalescence.

Ce jeune homme vigoureux, d'un tempérament sanguin, m'a mis dans la nécessité de lui
appliquer des sangsues pour combattre la congestion avec plus de succès, ensuite par les antiphlo-
gistiques comme aconit et bryone.

Ce malade avait été soigné par M. le docteur
Monge, qui avait dit devant de nombreux assistants qu'il n'avait pas pour *deux heures* de vie.

Cinquième observation.

Le sieur Carbonnel, surveillant de nuit, âgé de
25 ans, rue Lodi, 25, près Notre-Dame-du-
Mont. M. le docteur Rousset, attaché au bureau
de Château-Redon, voyait le malade; c'est le
même médecin qui fut envoyé à Toulon (par

l'autorité) pendant l'intensité du choléra ; il était, par conséquent, compétent sur la gravité des cas ; en présence de six personnes, il dit que ce jeune homme cesserait d'exister dans *quelques heures*, et il partit. Au même instant, neuf heures du soir, passe un de mes clients nommé Aschilimann, tourneur, place d'Aubagne, qui apprend ce que venait de dire le médecin ; il accourt chez moi, m'entraîne, pour ainsi dire malgré moi, auprès de ce mourant, que je trouvai dans l'état suivant :

Froid glacial général, absence complète du pouls, face hippocratique, yeux ternes et convulsés en haut, enfoncés dans l'orbite, maigreur, diarrhée, coliques, délire, crampes, agitation continuelle qui luttait contre la mort, ce fut dans ce fâcheux état que je l'entrepris. Je lui donnai *six doses* d'alcool camphré de cinq en cinq minutes ; la réaction ne s'opérant pas assez vite par ce médicament, je mis dans la bouche *veratrum* six globules, autant dans un verre d'eau pour être donnés par cuillerées toutes les heures. Glace et eau froide pour toute boisson ; une heure après, la réaction s'est montrée.

La chaleur est arrivée, à la grande réjouissance de sa mère qui l'assistait, et de la personne qui était venue me chercher, qui passa la nuit entière près de ce malade. Le lendemain, 19 du mois, un peu d'amélioration dans l'ensemble des symp-

tômes ; le même,remède est continué ; au milieu
du jour assoupissement ; *carbo vegetabilis, trois*
globules. Le 21, l'assoupissement a diminué, j'ai
répété le dernier remède ; le 22, douleur au côté
droit de la poitrine (à sa partie inférieure) ; bryonia, *deux globules*, l'a fait disparaître ; diarrhée
plus forte, mais qui a cédé à *deux globules de cu-*
prum, douzième. Dès ce jour, Carbonnel est allé
de mieux en mieux, et aucun symptôme maladif
n'est venu enrayer la guérison.

Je n'ai pas besoin de faire observer qu'il n'y a
que des *spécifiques* qui peuvent amener un pareil
résultat.

Sixième observation.

M. Rome, âgé de 20 ans, rue Belle Marinière,
n. 10, atteint dans la soirée du 15 juillet, de vomissements, diarrhée blanche, crampes dans
les membres, violente douleur dans l'estomac,
pouls à peine sensible, grande soif pour les boissons glacées, coliques, suppression des urines et
sueur froide.

Traitement : Veratrum 12, *trois globules* sur la
langue et autant dans une petite verrée d'eau à
prendre par cuillerées toutes les heures. Le soir
la réaction se manifeste par une sueur générale
chaude, élévation du pouls, douleur à l'épigastre,
avec point douloureux au côté droit de la poi-

trine, vomissements, diarrhée supprimée, *carbo
veg.*, trentième, *deux globules* ; le 17, grande amélioration ; la douleur de poitrine change de place.
Je donne bryonia, *deux globules*, eau pure et glacée pour toute boisson ; sommeil réparateur, la
poitrine est moins embarrassée, nuit bonne ; le
matin, 18, sueur générale, copieuse ; le malade
urine pour la première fois, s'endort de nouveau, et, à son réveil, n'a plus aucune souffrance ;
dès-lors il entre en pleine convalescence. Bouillon.

Septième observation.

Madame veuve Payan, âgée de 74 ans, rentière,
place Notre-Dame-du-Mont, 2, au troisième,
atteinte le 18 juillet 1835. Accompagné auprès de
cette malade par des élèves en médecine attachés
au bureau, nous trouvâmes la malade dans l'état
suivant : Vomissement de matières blanches,
aqueuses, avec diarrhée fréquente de même nature, crampes dans les mains, les jambes et les
pieds, froid général, cyanose des membres supérieurs, brûlure intérieure, point de pouls, soif
excessive, langue froide avec enduit poisseux,
sueur froide et visqueuse, principalement à la
face, yeux excavés et cernés, suppression des
urines ; il était sept heures du soir lorsque je vis
la malade. Je donnai *veratrum album*, 12, *trois*

globules, autant dans un demi-verre d'eau pris par cuillerées toutes les demi-heures. Aussitôt le remède ingéré, la maladie n'a plus marché. Les vomissements ont cessé, la diarrhée a diminué, le pouls s'est un peu relevé, les crampes se sont arrêtées; amélioration au bout de quelques heures. Je laissai des globules de *veratrum*, et aussitôt que les crampes revenaient, on en administrait *un globule*; ce moyen a été souvent efficace. Le 19, second jour, les crampes ont disparu, la malade a recouvré un peu de force; le matin, deux déjections diarrhéiques. froid de la langue et des extrémités supérieures, aucune douleur nulle part; le pouls se fait sentir à un bras seulement (le gauche); un sentiment de *brûlure intérieure* se fait sentir, on administre *charbon végétal*; le soir le pouls se fait sentir également aux deux avant-bras; les urines ont coulé, il y a un mieux bien prononcé; le 20, nuit agitée, point de sommeil, soif, langue blanche, sèche; le 21, mieux, le 22, douleur à l'estomac, mais qui n'exige aucun remède; le 23, convalescence.

Huitième observation.

Le sieur Ravel, piémontais, rue des Bergers n° 13, au 3ᵐᵉ, à Marseille, le 5 du mois d'août 1835, est pris d'envie de vomir, de vomissements, avec diarrhée d'une eau blanche, accompagnée d'une douleur violente à l'épigastre, suffocation, sueur *froide* visqueuse qui coulait de toutes les parties de son corps, surtout de la face, nez froid glacé, visage pâle, yeux déjà fortement rentrés dans l'orbite, suppression des urines, crampes dans les jambes, soif de boissons glacées, voix sépulchrale, grande agitation. — Médication : Alcool camphré donné de cinq en cinq minutes, à la dose de trois gouttes étendues d'eau froide, une cuillerée; après une demi-heure, l'état du malade a complétement changé; la chaleur a reparu, une sueur chaude générale a coulé, la douleur cruelle de l'épigastre a beaucoup diminué, le teint de la face s'est amélioré. La nuit e malade a été tranquille. — Le 6 août, 5 heures du matin, gêne de la respiration, douleur aigue à la base du poumon droit, avec poids lourd sur l'estomac, fréquence et élévation du pouls, soif, point d'urine: bryonia 6 *globules*; au bout de quelques heures tous les symptômes s'amendaient; le point de côté, l'oppression, la douleur d'estomac disparurent pour toujours; les urines coulèrent librement et le malade fut hors de danger. Un sommeil long et paisible survint, et la guérison s'en suivit.

Neuvième observation.

M. Piris, trente-et-un ans, propriétaire ruc

Maucoinat, n° 6, atteint dans la journée du 19
juillet, 1835, de vomissements, diarrhée aqueuse,
coliques, douleur cruelle à l'estomac, tête lourde,
vertiges, langue froide et recouverte d'un enduit
poisseux, grand affaiblissement, le malade est
frappé de son état.

Appelé au début je lui fis prendre *veratrum* 2
glob., la maladie a été supprimée sur le champ.
Dès le lendemain M. Piris est entré en guérison.

Dixième observation.

Le sieur Martin, âgé de 31 ans, marin de pro-
fession (capitaine), place d'Aubagne, n° 3. fut
le 18 juillet 1835, atteint d'une sueur froide, avec
froid glacial dans les membres inférieurs et supérieurs, douleur anxieuse à l'estomac, soif ardente,
vomissements et diarrhée copieuse : *veratrum album* 3 globules ; les vomissements ont été suppri-
més sur-le-champ ; la diarrhée persistant, j'ai
donné *cuprum* ; dès le troisième jour, convalescence.

Onzième observation.

Le nommé Guérin, marchand de fromages et
de comestibles, rue St-Féréol-le-vieux, âgé de
25 ans, est atteint, le 28 juillet 1835, de vertiges,
vomissements, diarrhée, tête lourde et doulou-

reuse, forte douleur à la région du creux de l'estomac, *verutrum* 4 *glob*.; ce puissant remède a arrêté promptement les vomissements, la diarrhée, et a déterminé une sueur abondante; le soir, le malade était bien, le second jour convalescence.

Douzième observation.

M. Olivier Joly, âgé de 45 ans, ancien marchand de blé, demeurant à Marseille, cours de Villiers, chez M. Poncet, a été atteint du choléra le 27 août 1835, diarrhée, coliques, vomissements blancs et abondants, crampes violentes dans les jambes et dans les cuisses, froid complet, yeux enfoncés dans l'obite, figure cadavéreuse, insensibilité, urines supprimées, traité et guéri en *trois jours* sous les yeux de la famille Poncet de Lyon avec les médicaments indiqués dans les précédentes observations.

Treizième observation.

Mlle Rose, âgée de 25 ans, femme de chambre chez M. Rousset, ministre protestant à Marseille, rue Venture, n° 13, fut atteinte du choléra à la suite des soins qu'elle avait prodigués à sa maîtresse qui venait de succomber en quelques jours de la même maladie, quoique traitée par le médecin le plus célèbre de la ville, M. le docteur Cauvière.

Cette malade pour laquelle je fus appelé, éprouvait les symptômes ci-après : vertiges, céphalalgie,
avec pâleur du visage et *froid*, nez effilé, yeux caves
et entourés d'un cercle bleu, langue froide et soif
ardente avec désir de boissons froides ; vomissements violents, et déjections aqueuses blanches
abondantes et involontaires avec tranchées sourdes;
sensibilité excessive de la région de l'estomac et
du ventre qui était rétracté fortement ; angoisse
excessive, au creux de l'estomac; voix aphonique,
sensation brûlante à l'épigastre, douleur crampoïde
dans le ventre ; suppression complète des urines,
pression sur la région antérieure de la poitrine
avec oppression ; froid général, crampes cruelles
dans les jambes; agitation, insomnie, appréhen-
sion sur son état, cris aigus à cause des crampes.
Il était cinq heures du soir, lorsque j'arrivai pour
lui administrer les médicaments que réclamait
un état aussi alarmant. Je lui donnai le veratrum
six globules sur la langue, et j'en fis dissoudre autant dans une petite verrée d'eau et lui en administrai une cuillerée à bouche toutes les heures. Après
deux heures d'attente, j'arrêtai les vomissements,
la diarrhée devint plus rare et cessa tout-à-fait
vers les dix heures du soir; les crampes étaient violentes, mais *cuprum aceticum* dissous dans demi-
verre d'eau donné par cuillerées toutes les demi-
heures les fit cesser vers cinq heures du matin.
La chaleur reparut et la malade fut sauvée. C'est

la seule cholérique auprès de laquelle j'ai passé
toute la nnit, tant j'avais le désir de la guérir, afin
que les assistants pussent juger la différence qui
existait entre un traitement homœopathique et
celui du plus savant médecin de Marseille. L'honorable famille anglaise du nom de Hayes a été té-
moin de cette guérison remarquable : voici com-
ment madame Hayes écrivait à leur ami M. le pas-
teur Rousset : « Je vous supplie, mon cher frère, au
» nom de Notre Seigneur de voir M. Duplat, je ne
» puis vous dire rien de plus ; la *nouvelle* de notre
» chère sœur m'a anéantie, j'en suis malade. Voyez
» M. Duplat, je vous en conjure ; que le Seigneur
» soit avec vous.   » Votre affectionnée,
                                      » H. HAYES. »

Ce billet a décidé M. Rousset à me mander
pour traiter cette jeune personne qui prit la maladie aussitôt après avoir enseveli sa maîtresse,
jeune dame âgée de 30 ans environ.

Quatorzième observation.

Madame D.., âgée de 30 ans environ, d'un caractère sensible, irritable, ayant eu une émotion forte
le 15 juillet 1835, fut sur-le-champ atteinte d'un
grand froid général accompagné d'un état verti-
gineux ; ayant les médicaments sous sa main, elle
s'administra *trois gouttes* d'esprit de camphre de
Hahnemann dans une cuillerée d'eau fraîche, s'est

mise au lit enveloppée dans une couverture de laine ; au bout de demi-heure, la réaction s'est prononcée doucement, la chaleur est revenue et suivie d'une sueur générale abondante; la malade fut sauvée. Lorsque j'arrivai auprès d'elle, elle n'avait plus de mal qu'uue *faiblesse* excessive, contre laquelle je conseillai du bouillon et un peu de quinquina.

Cet exemple prouve les bons effets de l'esprit de camphre, dans la *période algide*, qui se présente souvent et dont on peut facilement se rendre maître par cet excellent remède.

Il me serait facile de multiplier les exemples de guérisons que j'ai obtenues par les remèdes *spécifiques* du choléra morbus indien. — Mais je crois ceux-là *suffisants* pour démontrer au public toute leur importance. — Il peut se confier au traitement de la nouvelle médecine et être assuré qu'il sera sauvé en les employant de bonne heure ou en prévenant la maladie par les *préservatifs*.

Afin que l'on ne puisse contester les faits que je viens de rapporter, je donnerai les attestations que j'ai reçues des malades qui ont été guéris ; je pense qu'elles suffiront, même au public le plus exigeant.

***

Quelques mots sur le traitement appliqué au choléra épidémique par les médecins de l'Ecole an-

cienne. Ils emploient, disent-ils l'*ipeca*. et le[*tartre
émetique*, médicaments qui quelquefois arrêtent les
vomissements et la *diarrhée*; spécifiques de ces *deux*
symptômes parce qu'ils ont la faculté, comme tout
le monde le sait, de produire chez l'homme en
santé le vomissement, la diarrhée et des coliques;
mais ils n'ont pas les symptômes du *froid général*,
de la *soif*, des *crampes*, de l'*angoisse*, de l'*agitation*,
de la *rétention des urines*, etc. (symptômes que le
veratrum possède avec le *cuprum aceticum*. Aussi,
après avoir soulagé les malades des vomissements
et de la diarrhée, *tous les autres symptômes persistent*
malgré tous les moyens palliatifs usités. Alors que
doit-on faire en pareille occurrence? Choisir *deux*
ou *trois* médicaments qui comportent les symptômes qui manquent à *ipeca*. et à *tartre émétique*.
L'expérience de tous les médecins de la nouvelle
doctrine indiquent le *veratrum* et le *cuprum* comme
moyens sûrs dans les symptômes suivants: vertiges,
ivresse et étourdissement, maux de tête avec pâleur
du visage, nausées et vomissements, sueur froide
au front, yeux ternes et trouble de la vue, face
pâle, front hippocratique, hâve avec nez effilé et
cercle bleu autour des yeux; face bleuâtre; sueur
froide à la face, perte de la parole; brûlement
dans la bouche, soif inextinguible pour les boissons fraîches (avec désir); pour peu qu'on ait pris
quelque chose, vomissement immédiat et diarrhée;
nausées violentes, avec envie de vomir, souven t au

point de s'évanouir, avec forte soif; vomissements violents avec nausées continuelles, grand épuisement et besoin de se coucher; vomissements de bile, de mucosités blanches; vomissements continuels avec diarrhée et pression douloureuse dans l'épigastre.

La moindre goutte de liquide et le plus léger mouvement provoque le vomissement.

Douleur d'estomac avec soif ardente, sensibilité excessive dans la région du creux de l'estomac, avec angoisse excessive; crampe de l'estomac, brûlure dans l'estomac, rétraction crampoïde du ventre, grande douleur dans le ventre, sensation brûlante dans toute l'étendue du ventre; diarrhée violente et douloureuse, précédée ou suivie de coliques; évacuation inaperçue de selle liquide; pendant la selle grande lassitude, avec froid, frissons, pâleur du visage, etc.; rétention d'urine, étouffement de la respiration, produite par une constriction ou serrement de la poitrine; poitrine très-oppressée, pression dans la poitrine, crampe de poitrine, froid glacial aux mains, froid glacial aux pieds, crampes violentes dans les mollets et les pieds.

Symptômes caractéristiques du *cuprum aceticum* employé avec un succès toujours certain contre : diarrhée violente, coliques spasmodiques avec convulsions et cris aigus, vomissements violents, crampes dans le ventre, pression excessivemen

pénible à l'estomac et à l'épigastre ; anxiété à la
même région, crampes de poitrine , *crampes* dans
toutes les extrémités. Il est facile de voir par ces
tableaux de symptômes l'heureux résultat que doit
obtenir l'usage de ces *deux remèdes* contre une maladie qui représente des symptômes presque iden-
tiques, au moins *analogues* et que *veratrum* et *cuprum* en sont habituellement *spécifiques*, aux doses
données par *globules*, par *gouttes* très-étendues
dans de l'eau distillée, et prises par cuillerées plus
ou moins rapprochées selon l'intensité de la maladie. Je les conseille, je les indique comme supérieurs à ipéca. et tartre émétique.

*Note des médicaments désignés dans ce Mémoire ou
Instruction dans le traitement du choléra.*

1°. Acide phosphorique.
2°. Esprit de camphre de Hahnemann.
3° Veratrum ou héllébore blanc.
4° Cuprum aceticum.
5°. Carbo vegetabilis.

Ces premiers remèdes m'ont suffi dans les
deux épidémies où j'ai traité le choléra.

Il en est quelques autres qui peuvent être employés avec succès. Je dois les désigner pour com-
pléter la nomenclature des médicaments utiles dans
cette maladie.

Ipecacuanha, troisième ou sixième dilution —
en globules ou en gouttes répétées au besoin —

contre les vomissements qui persistent après que l'état général s'est sensiblement amélioré.

Metallum album, douzième dilution à la dose de quelques globules : contre douleur *brûlante* dans l'épigastre, dans les intestins, dans le gosier avec soif ardente, oppression douloureuse de la poitrine, *agitation continuelle* qui oblige le malade à remuer constamment, à se découvrir, à sortir de son lit, *anxiété extrême*, et crainte de la mort ; si le malade se lamente d'une voix enrouée sur les violentes douleurs qu'il éprouve dans le creux de l'estomac, et prostration des forces. Je l'ai employé avec succès dans plusieurs cas de choléra où la diarrhée aqueuse involontaire épuisait les malades. A ce groupe de symptômes, ce remède est spécifique même à faible dose.

Secale cornutum, quatrième dilution, 6 à 12 glob. une ou plusieurs doses, si les vomissements ont cessé, mais que les selles persistent et ne changent pas de couleur (restent blanches) et que tout indique l'absence de la bile dans le canal intestinal. Bientôt après son emploi, les déjections deviennent jaunes ou vertes, ce qui est d'un bon augure pour une terminaison prochaine et heureuse de la maladie.

Il est encore d'autres médicaments employés dans la période de *réaction*, de cet état fébrile qui constitue une nouvelle maladie et dont j'ai parlé dans les observations citées. Il faut donc étudier cette transformation. — Le pouls devient de plus en plus sensible, le froid disparaît peu à peu à mesure que le pouls se relève, la respiration devient plus large et plus profonde.

Si la réaction est franche et modérée, il suffit de surveiller le régime du malade et d'empêcher qu'il ne prenne trop tôt des aliments solides, afin que sa santé se rétablisse complètement, mais les choses ne se passent pas toujours aussi heureusement.

Il peut arriver que la réaction ne se fasse pas complètement, alors il faut la soutenir par les moyens qui l'auront provoquée : ainsi dans ce cas on reviendra au médicament qui avait produit l'amélioration et on le répétera autant de fois que le besoin s'en fera sentir.

Il peut arriver encore que la réaction affecte une forme inflammatoire (comme j'en ai tracé des exemples) caractérisée par une chaleur sèche à la peau, soif, pouls dur et fréquent; douleur de tête, les yeux sont vifs, les lèvres sont injectées et chaudes, la langue est un peu rouge dans toute son étendue, la respiration est précipitée; *aconit*, le grand régula_ teur de la circulation, rétablira bientôt l'équilibre.

Mode d'administration : quatre globules 12° dilution dans six cuillerées à bouche, d'eau à prendre une cuillerée toutes les deux heures. On peut encore observer, toujours dans la réaction, un *délire* avec grande agitation qui sera efficacement combattu par *belladonne*, trois globules 30° dilution dans six cuillerées à bouche d'eau, à prendre une cuillerée toutes les deux heures, en éloignant les doses au fur et à mesure de l'amélioration.

Dans d'autres circonstances l'expression de la face offre celle de l'imbécilité; le regard est stupide, en quelque sorte ébahi; la langue devient rouge, sèche, râpeuse, quelquefois noirâtre et croûteuse. Les malades plongés dans cet état de stupeur ne répondent que difficilement aux questions qu'on leur adresse. Constipation : ces symptômes dont l'ensemble constituent l'état typhoïde trouveront leur spécifique dans *bryone*, trois globules dans six cuillerées à bouche d'eau, une cuillerée à bouche toutes les trois à quatre heures.

J'ai appliqué encore avec succès ce même remède dans le point de côté qui gêne la respiration et survient aussi dans la période de réaction; on le fait précéder d'*aconit*.

Le traitement homœopathique opérant toujours par voie directe, atteint la maladie dans sa source, et met les malades à l'abri de longues convalescences.

Cependant, après une secousse aussi violente, il n'y aurait rien de surprenant de voir chez les malades une grande faiblesse; on y remédiera promptement en leur donnant le quinquina (*china*) à la dose de trois globules répétée deux ou trois fois à quarante-huit heures d'intervalle.

Pièces justificatives.

Je transcris textuellement :

Nous soussignés, tous domiciliés à Marseille, cours Devilliers, certifions qu'il est à notre parfaite connaissance que le sieur Olivier Joly, qui demeure audit cours, n° 58, a été atteint, le 27 août dernier, d'une violente attaque de choléra, présentant les symptômes les plus alarmants ; que le docteur Duplat fut appelé pour le traiter et qu'il est parvenu à obtenir sa guérison complète par l'usage des médicaments employés dans la médecine qu'il pratique. Certifions en outre que l'épouse du teneur de livres de la maison Charles Magneval et compagnie a été atteinte le lendemain, 28 août, du choléra, et que le docteur Duplat que l'on s'empressa d'aller chercher, arriva environ demi-heure après les premiers symptômes, et qu'en quatre heures de temps ils disparurent tous par l'emploi des mêmes remèdes.

Nous ajoutons de plus qu'il est un des signataires qui, tant à la première qu'à la seconde invasion du choléra, a été atteint quatre ou cinq fois de diarrhée et d'envie de vomir, et que chaque fois ces symptômes ont été enlevés en demi-heure par l'emploi de un ou deux globules de *veratrum.*

Ces faits que nous attestons sincères et véritables sont faciles à vérifier.

Marseille, le 29 octobre 1835.

Signés : Jh. Desmazures, François Reybaud, Poncet.

Aujourd'hui, M. Poncet demeure à Vaise et est secrétaire de la mairie, *ou* à *Fontaines, château du Buisson, sa campagne.*

Attestation de mademoiselle Joly, institutrice à Marseille :

Je soussignée, Joséphine Joly, institutrice, demeurant boulevard Parisien, 3, à Marseille, dois aussi rendre témoignage de l'excellente médecine qui a rappelé mon père à la vie (M. Joly), et qui m'a préservée du fléau dévastateur, dont j'ai ressenti, en lui prodiguant mes soins, des symptômes frappants à diverses reprises, tel que mal de tête, vertiges, coliques, diarrhée, borborygmes, crampes, etc. Ces symptômes ont disparu par l'usage des médicaments que M. Duplat m'a administrés; le zèle, la générosité et le talent dont il a fait preuve dans ce moment affligeant pour notre ville, doivent exciter la reconnaissance dans tous les cœurs et placer honorablement son nom parmi ceux qui ont fait des progrès dans la science d'une *découverte* si précieuse à l'humanité.

Marseille, le 20 octobre 1835.

Signé :   Joséphine Joly.

Vu par nous, maire de Marseille, pour légalisation de la signature de M. Bougon, commissaire de police, apposée en l'autre part.

En l'Hôtel-de-Ville, 31 octobre 1835.

XAVIER RICHARD, adjoint.

Je soussigné Perotto, Joseph, âgé de 25 ans, demeurant rue de la Couronne, 4, certifie que M. le docteur Duplat m'a guéri du choléra, dont j'ai été atteint le 15 juillet 1835. En foi de quoi j'ai délivré le présent pour valoir ce que de droit.

Marseille, le 22 octobre 1835.

PEROTTO, JOSEPH.

Vu par le commissaire de police de l'arrondissement de l'Hôtel-Dieu, pour légalisation de la signature du sieur Perotto, Joseph.

Marseille, le 22 octobre 1835.   DEVAUX.

Vu par nous, maire de Marseille, pour la légalisation de la signature du sieur Devaux, commissaire de police, apposée ci-dessus.

En l'Hôtel-de-Ville, le 31 octobre 1835.

XAVIER RICHARD, adjoint.

Je soussigné, prêtre de la paroisse de Notre-Dame-du-Mont, de Marseille, certifie que M. le docteur Duplat a guéri, sous mes yeux, le sieur Carbonnel, chemin de Lodi, abandonné, dans un cas de choléra asiatique très-grave, par MM. les docteurs Rousset et autres; la dame veuve Payan, demeurant place du Mont, atteinte d'un choléra avec cyanose; la dame veuve Denis, atteinte de la même maladie, demeurant rue d'Aubagne, 129. En foi de quoi j'ai délivré le présent pour valoir ce que de droit.

Marseille, le 20 octobre 1835.

BERONGUIER,
prêtre de l'église Notre-Dame-du-Mont.

Vu pour la légalisation de la signature du sieur Beronguier, prêtre et vicaire de la paroisse Notre-Dame-du-Mont.

Marseille, le 21 octobre 1835.

BOUGON, commissaire.

Vu par nous, maire de Marseille, pour légalisation de la signature de M. Bougon, commissaire de police de l'arrondissement de Notre-Dame-du-Mont.   XAVIER RICHARD, adjoint.

Je soussigné, Rosina Bostang, épouse Parodi, âgée de 39 ans, demeurant rue Myrel, certifie avoir été guérie du choléra par M. le docteur Duplat, médecin, à Marseille. M. Maret, Dominique, médecin, m'avait abandonné à une mort certaine. Les remèdes de M. Duplat m'ont rétabli promptement. En foi de quoi j'ai délivré le présent pour valoir ce que de droit.

Marseille, le 20 octobre 1835.

ROSINE BOSTANG.

Vu par le commissaire de police de l'arrondissement de l'Hôtel-Dieu pour la légalisation de la signature de la dame Bostang.

Marseille, le 20 octobre 1835.

DEVAUX.

Vu par nous, maire de Marseille, pour légalisation de la signature de M. Devaux, commissaire de police.

En l'Hôtel-de-Ville, le 31 octobre 1835.

XAVIER RICHARD, adjoint.

Marseille le 27 juillet 1835.

À Monsieur le docteur Duplat.

M. de Parceval m'a fait connaître l'heureux résultat du remède que vous avez opposé au choléra, dont sa femme ressentait les atteintes. J'ai une nombreuse famille administrative à la santé de laquelle je dois veiller, et je voudrais, par un exemple, l'engager à se mettre sous votre direction. Aurez-vous la bonté de m'envoyer du *veratrum*, avec l'imprimé où son emploi et le régime à suivre soient énoncés.

L'essentiel serait d'avoir, contre une maladie dont les effets sont si prompts, un mode de précaution première qui pût en neutraliser l'atteinte, en attendant qu'on obtînt votre présence.

Agréez, monsieur le docteur, l'expression de ma considération distinguée.   ALLAIRE.

Directeur des contributions indirectes du département des Bouches du Rhône, membre de la Légion-d'Honneur.

Je certifie en l'absence de ma belle-sœur nommée Cécile Aschilimann, née Matthay, âgée de 28 ans, demeurant place d'Aubagne, n° 4, laquelle a été guérie d'un *choléra sec* très-grave le 29 juillet 1835, par les soins et remèdes de M. le docteur Duplat, médecin homœopathe; en foi de quoi j'ai délivré le présent pour valoir ce que de droit.

Marseille, le 20 octobre 1835.　　George VOLP.

Vu pour la légalisation de la signature du sieur George Volp, demeurant sur notre arrondissement de la halle Charles-Delacroix, rue d'Aubagne n° 4.

Marseille, le 21 octobre 1835.　　　　BOUGON.

Vu par nous, maire de Marseille, pour la légalisation de la signature de M. Bougon, commissaire de police apposée en l'autre part.

En l'Hôtel-de-Ville, le 31 octobre 1835.

Xavier RICHARD, adjoint.

Je soussignée Catherine Levet, demeurant 2ᵉ Calade, n° 20, certifie que j'ai été atteinte le 17 août étant à Bonnevenne, de symptômes cholériques, tels que vomissements, diarrhée abondante avec coliques, froid, crampes dans les membres, soif et grande faiblesse. Je fis appeler le docteur Duplat, qui, dans l'espace de trois heures, grâce aux médicaments qu'il me donna, me mirent hors de tout danger. En foi de quoi je délivre le présent certificat pour servir et valoir ce que de droit.

Marseille, le 25 octobre 1835.

Catherine LEVET.

Vu pour la légalisation de la signature de la dame Catherine Levet.

Marseille, le 26 octobre 1835.

BOUGON.

Vu par nous maire, etc.

Signé : Xavier RICHARD, adjoint.

Je soussigné directeur de l'Ecole supérieure communale, déclare avoir été atteint dans les mois de juillet et août derniers, d'une espèce de cholérine, accompagnée d'atonie, de sueur froide, de diarrhée, etc., et qu'elle a cédé au traitement de M. Duplat, docteur homœopathe.

En foi de quoi, je lui ai délivré le présent, pour lui servir et valoir ce que de raison.

Le directeur de l'Ecole supérieure communale.

Marseille, 20 octobre 1835.

H. BAYLE.

Nous soussigné, maire de Marseille, certifions que M. Duplat, docteur en médecine, nous a offert généreusement son concours pour soigner les indigents au moment où le choléra sévissait à Marseille, et qu'attaché au bureau sanitaire, deuxième section de l'Est, présidée par M. Arnavon, conseiller municipal, il conste, par l'attestation de cet honorable conseiller, que M. le docteur Duplat a donné des soins à un grand nombre de cholériques avec un zèle et un désintéressement des plus louables.

Signé : MAX. CONSOLAT, maire.

Marseille , le 22 avril 1835.

M. Duplat, docteur-médecin,

Le Conseil municipal, dans sa séance du 10 de ce mois, a délibéré d'adresser, au nom de la population marseillaise, des remercîments aux personnes qui se sont dévouées au service des ambulances et des commissions sanitaires formées à Marseille par suite de l'invasion du choléra.

Organe de ses sentiments, je suis heureux de joindre l'expression particulière de ma reconnaissance à ces témoignages de la gratitude publique.

Vous avez donné, M. le Docteur, un bon et salutaire exemple, dès que les commissions sanitaires ont été organisées; vous y êtes accouru avec un grand nombre de citoyens qu'une ardente sympathie portait comme vous à se dévouer au soulagement du malheur; et grâce à vos efforts réunis, pas un malade n'a manqué de secours, pas une famille n'est restée sans consolation. Il faut le dire hautement pour l'honneur de notre ville, jamais plus de zèle n'a éclaté, jamais plus horrible fléau n'a été combattu avec plus de vertu et de dévouement.

Agréez, Monsieur, les remercîments que vos concitoyens, d'une voix unanime, se plaisent à vous accorder; ils formeront avec les bénédictions des pauvres, votre plus douce récompense.

J'ai l'honneur d'être avec une considération

distinguée, Monsieur, votre très-humble et très-obéissant serviteur.

Le Maire de Marseille,

Max. CONSOLAT.

Marseille, le 30 octobre 1835.

Monsieur et cher Collègue,

J'ai l'honneur de vous accuser réception de votre lettre du 25 octobre, et me hâte de vous transmettre les extraits des procès-verbaux constatant votre conduite honorable pendant les deux épidémies cholériques.

Vous avez constamment signé le registre de présence, participé à toutes les délibérations importantes de la Société, accepté avec empressement les missions les plus dangereuses et les plus pénibles; vous vous êtes offert spontanément pour faire le service de l'ambulance confiée à nos soins; vous avez été attaché au bureau sanitaire du Nord, dans la première épidémie, et à celui de l'Est dans la deuxième; enfin, vous avez fait partie de la Commission chargée de répondre aux questions adressées par M. le ministre du commerce; vous avez été entre tous un des plus actifs.

La Société académique remplit aujourd'hui à votre égard un acte de simple justice. Tous les faits que je viens de relater sont extraits du régistre de présence, de celui des procès-verbaux et de notre correspondance avec les autorités.

Témoins de votre zèle et de votre dévouement,

des médecins de Marseille s'étonneront que de semblables preuves aient pu vous devenir nécessaires, et je regrette personnellement de n'avoir eu à certifier que des faits qui sont du ressort de l'Académie.

Les meilleurs témoignages , Monsieur et cher Collègue , sont dans un cœur pur, une conscience sans reproche , dans l'estime de vos confrères et la reconnaissance de vos concitoyens.

Permettez-moi de vous exprimer les sentiments qu'ont su nous inspirer votre caractère et vos talen ts.

Le Secrétaire-général de la Société académique de médecine ,

Signé : DUGAS neveu , D. M.

Lettre de M. Matton, prêtre, aumônier du Refuge, adressée à tous les journaux de Marseille et publiée en totalité par la *Gazette de Provence*, le 23 septembre 1849, et en partie par la *Voix du Peuple*, le 26 du même mois.

M. le rédacteur,

Les journaux de Marseille ont inséré, il y a quelques semaines, une demande que MM. les médecins homœopathes avaient adressée au Conseil municipal , pour obtenir une ambulance dans le cas d'invasion sérieuse du choléra. J'ignore l'accueil fait à leur requête et ne veux nullement m'en enquérir. Ce que je sais , ce que je crois devoir publier, guidé que je suis autant par la reconnaissance que par le désir d'être juste, c'est qu'une ambulance véritable a existé et existe encore dans la maison du Refuge, chemin de la Loubière, derrière Notre-Dame-du-Mont, sous la direction du docteur Chargé, secondé par M. Couillet, son élève.

Malgré toutes nos précautions pour cacher l'existence du fléau dans la ville, à tout le personnel de l'établissement du Refuge; malgré toutes les mesures recommandées par la prudence, soit le voisinage de l'hôpital militaire, soit la mauvaise qualité de nos eaux, l'invasion de l'épidémie dans notre maison a été terrible. Sur plus de 300 personnes, 270 environ ont été plus ou moins frappées; et nous en avons eu jusqu'à 160 alitées en même temps. Au nombre de ces malades, il s'en trouvait à peu près 70 atteintes de la manière la plus violente et présentant les symptômes de l'asphyxie.

15 malades seulement ont succombé jusqu'ici, et chez la plupart d'entre elles, des causes étrangères au mal sont venues paralyser les effets du traitement. Pour les unes, le docteur Chargé est arrivé à la dernière période de l'agonie; pour les autres, il est constaté qu'elles ont commis des imprudences, sans parler du tempérament fort débile de plusieurs de ces dernières. Quant aux deux religieuses que nous avons perdues, l'une a succombé évidemment victime de son zèle, après

avoir servi quinze jours les cholériques, sans
s'occuper de sa fatigue et du mal qui déjà la tra-
vaillait antérieurement.

Mais sans faire ici l'éloge de l'assiduité avec laquelle le docteur Chargé a suivi ses malades, ve-
nant trois et quatre fois par jour, qu'il fût appelé
ou non, même de nuit, et se faisant au besoin
remplacer par son digne élève, M. Couillet, qu'il
nous laissait des demi-journées pour veiller au
danger, le prévenir ou l'arrêter à temps; sans
parler de l'habileté et du tact avec lesquels il sa-
vait si bien relever le moral de nos malades ef-
frayées, sans rappeler toutes les bontés dont il
nous comble sans cesse, et tout cela, sans autre
intérêt que le bonheur que sa charité et son dévouement lui font trouver à nous soulager, il
demeure bien prouvé que sur 270 malades dont
70 atteintes des symptômes les plus alarmants,
15 seulement ont succombé, et que les soins
éclairés de M. le docteur Chargé ont seuls empê-
ché le nombre des malades de s'accroître au milieu d'un foyer d'infection cholérique, tel qu'il
n'en saurait exister, je crois, de plus dangereux
ailleurs.

Nous aurions pu réunir ici les témoignages,
non-seulement de toutes les personnes de la maison qui ont soigné nos malades, mais ceux encore des bonnes religieuses de Saint-Vincent-de-
Paule, de l'Espérance et de la Compassion, qui

sont venues en aide à nos pauvres sœurs épuisées de fatigue; elles attesteront toutes que lorsqu'on avait fait prendre aux cholériques les remèdes si simples et si prompts du docteur homœopathe Chargé, la *réaction* s'opérait sans peine.

Par ce simple exposé de faits incontestables, je crois, Monsieur, accomplir un devoir pour lequel j'ose espérer votre bienveillant concours, en vous priant de l'insérer dans votre plus prochain numéro.

Agréez, etc.   B. MATTON,

prêtre, aumônier du Refuge.

Marseille, le 21 septembre 1849.

M. le docteur Chargé, de Marseille, dans son ouvrage sur le choléra, s'exprime ainsi à l'égard des remèdes préservatifs : « Mon expérience, à « l'égard des remèdes préservatifs, confirme tout « ce qu'ont dit en leur faveur les médecins homœo- « pathes d'Allemagne, de Russie, et, en dernier « lieu, tous nos collègues de Paris. De toutes les « personnes qui ont eu foi en nous et qui ont pris « *sans mélange* les préservatifs indiqués, il n'en « est pas une seule qui ait eu une attaque de « choléra. »

Note extraite de l'histoire du choléra de Marseille par MM. Chailan et Fabre avocats. « Parmi « les médecins civils de Toulon qui se sont fait « remarquer par leur zèle philanthropique, nous

« devons citer encore MM. André Victor, Auber,
« Auban et Daniel, ce dernier employant la mé-
« decine homœopathique. L'homœopathie prati-
« quée par le docteur Daniel a obtenu de *très-*
« *bons résultats* sur un *grand nombre* de choléri-
« ques. Ce fait est attesté par deux médecins al-
« lopathes de Toulon qui jouissent d'une réputa-
« tion distinguée. »

J'ai appris avec satisfaction, par le docteur
Daniel, de Toulon, le même qui s'est fait remarquer par ses nombreuses guérisons citées dans
l'*Histoire du choléra-morbus*, qu'une société nombreuse s'était réunie et avait formé, à Toulon, un
vaste dispensaire où tous les malades pouvaient
se rendre et recevaient les premiers secours par
la *médecine homœopathique*, en attendant l'arrivée
du médecin. De nombreuses guérisons ont été
faites et beaucoup de préservatifs ont été donnés.

Ces témoignages suffiront, je pense, pour bien
établir la preuve que les faits énoncés ne sont
point controuvés. — J'en possède encore un
grand nombre, je les tiens à la disposition de toutes
les personnes qui voudront les vérifier.

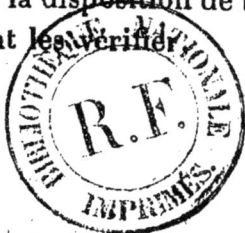

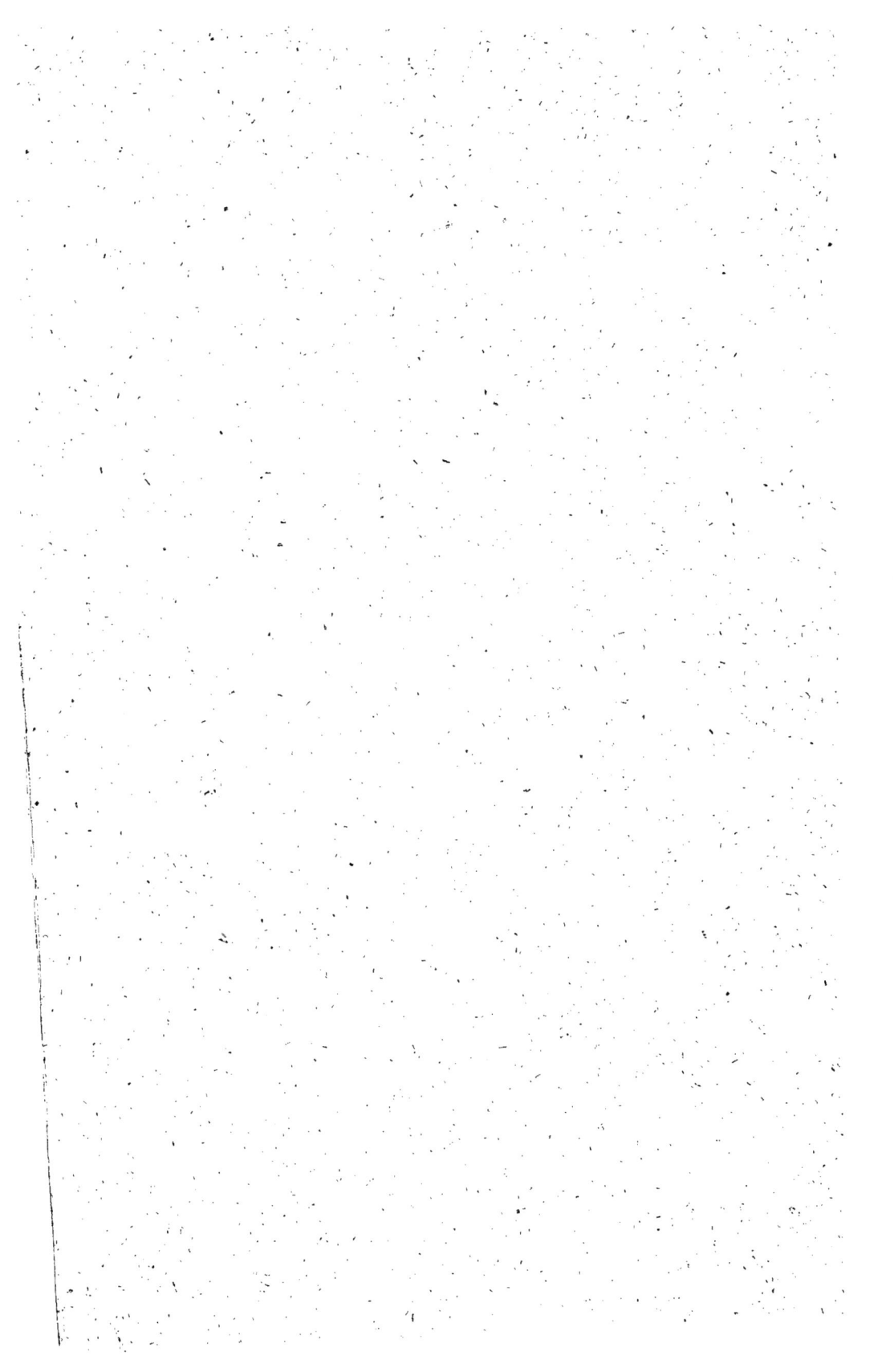